OUALID BENSAID

Table des matières

INTRODUCTION

Dans le monde moderne, le stress est devenu omniprésent, touchant des individus de tous âges et de toutes conditions sociales. Les pressions de la vie quotidienne, telles que les responsabilités professionnelles accrues, les exigences familiales, les engagements sociaux et les défis financiers, contribuent à un environnement stressant. De plus, les avancées technologiques ont créé une culture de l'immédiateté, où les attentes de réponse rapide et la constante stimulation peuvent entraîner une surcharge mentale et émotionnelle. Les préoccupations concernant la santé, l'instabilité politique et économique, ainsi que les problèmes environnementaux ajoutent également à ce fardeau. Le stress impacte non seulement le bien-être mental, mais aussi la santé physique, avec des effets néfastes sur le système immunitaire, le sommeil et la santé cardiaque. En outre, les taux croissants de burn-out et de troubles anxieux témoignent de l'ampleur de ce défi. Dans ce contexte, il devient essentiel de comprendre et de gérer efficacement le stress pour promouvoir le bien-être et la santé globale.

Les objectifs de ce livre sont multiples : tout d'abord, il vise à fournir une compréhension approfondie du stress moderne, de ses causes et de ses conséquences sur la santé mentale et physique. Ensuite, il s'agit de présenter des stratégies pratiques et efficaces pour gérer le stress au quotidien, en mettant l'accent sur la promotion du bien-être global. Ce livre aspire également à démystifier les idées préconçues sur le stress et à encourager une perception plus équilibrée de cette réalité contemporaine. Enfin, il cherche à inspirer les lecteurs à adopter un mode de vie plus sain et équilibré, en intégrant des habitudes et des pratiques favorables à la gestion du stress dans leur quotidien.

La méthodologie de ce livre repose sur une approche holistique, intégrant des perspectives issues de la psychologie, de la médecine, de la nutrition et du bien-être. En adoptant une approche pratique et accessible, chaque concept est expliqué de manière claire et concise, accompagné d'exemples concrets et d'exercices interactifs. Les lecteurs seront guidés à travers un processus d'auto-réflexion pour évaluer leur propre niveau de stress et identifier les domaines à améliorer. Des stratégies éprouvées sont présentées pour aider les lecteurs à gérer efficacement le stress dans différents aspects de leur vie, en mettant l'accent sur l'autonomisation et l'intégration de nouvelles habitudes durables. Enfin, des ressources supplémentaires et des conseils pratiques sont fournis pour soutenir le lecteur dans son voyage vers un bien-être accru.

Partie 1: Comprendre le Stress Moderne

Dans cette partie inaugurale, nous explorerons les mécanismes et les implications du stress dans notre vie moderne. En analysant les réponses physiologiques, les facteurs déclencheurs et les impacts sur la santé, nous chercherons à éclairer le vécu du stress contemporain et à fournir des bases solides pour sa gestion efficace.

1.1 Les Fondements du Stress

Le stress est une réponse naturelle du corps face à des situations perçues comme menaçantes ou difficiles. Cette réponse, souvent appelée "réaction de lutte ou de fuite", est fondamentale pour la survie humaine, car elle permet de mobiliser les ressources nécessaires pour faire face à une situation stressante. Cependant, dans le monde moderne, où les sources de stress sont omniprésentes et souvent complexes, cette réponse peut devenir chronique et avoir des conséquences néfastes sur la santé.

- Les Réactions Physiologiques au Stress

Lorsqu'une personne est confrontée à une situation stressante, le corps réagit en déclenchant une série de réponses physiologiques. Le système nerveux sympathique est activé, provoquant la libération d'hormones telles que l'adrénaline et le cortisol. Ces hormones préparent le corps à l'action en augmentant le rythme cardiaque, en accélérant la respiration et en augmentant la disponibilité d'énergie. Cette réaction physiologique est utile à court terme, mais si elle persiste sur une longue période, elle peut entraîner une usure du corps et des problèmes de santé.

- Les Facteurs de Stress Modernes

Les facteurs de stress modernes sont variés et souvent complexes. Les pressions liées au travail, telles que les délais serrés, les exigences de performance élevées et les conflits interpersonnels, figurent parmi les principales sources de stress pour de nombreuses personnes. De plus, les préoccupations financières, les conflits familiaux, les problèmes de santé et les changements de vie peuvent également contribuer au stress. Dans notre société moderne, la technologie a également introduit de nouvelles sources de stress, telles que la surcharge d'informations, la dépendance aux médias sociaux et la difficulté à se déconnecter.

- Impact du Stress sur la Santé

Le stress chronique peut avoir un impact considérable sur la santé physique et mentale. Sur le plan physique, il peut entraîner une augmentation du risque de maladies cardiovasculaires, de troubles gastro-intestinaux, de troubles du sommeil et de troubles métaboliques tels que le diabète de type 2. De plus, le stress chronique affaiblit le système immunitaire, ce qui rend les individus plus vulnérables aux infections et aux maladies. Sur le plan mental, le stress chronique est un facteur de risque majeur pour le développement de troubles anxieux, de dépression et de burn-out. Il peut également affecter la cognition, la mémoire et la prise de décision.

En outre, comprendre les fondements du stress moderne est essentiel pour mieux gérer ses effets sur la santé. En identifiant les réactions physiologiques au stress, les facteurs de stress modernes et leur impact sur la santé, les individus peuvent prendre des mesures pour réduire leur niveau de stress et promouvoir leur bien-être global. Ce chapitre servira de base pour explorer des stratégies efficaces de gestion du stress dans les sections suivantes.

1.2 Diagnostic Personnel du Stress

Le diagnostic personnel du stress est une étape cruciale dans la gestion efficace du stress. Reconnaître les signes de stress, évaluer son niveau de stress et identifier les déclencheurs sont des aspects essentiels pour comprendre et aborder le stress de manière proactive.

-Reconnaître les Signes de Stress

Le stress peut se manifester de différentes manières, tant sur le plan physique que mental. Sur le plan physique, les signes de stress peuvent inclure des maux de tête, des tensions musculaires, des problèmes digestifs, des troubles du sommeil, une fatigue persistante et une diminution de l'énergie. Sur le plan mental, le stress peut se manifester par une irritabilité accrue, une anxiété, une dépression, des difficultés de concentration, des pensées négatives récurrentes et une perte d'intérêt pour les activités habituelles. Il est important de reconnaître ces signes précoces de stress afin de prendre des mesures pour y remédier avant qu'ils ne deviennent plus graves.

-Évaluer Votre Niveau de Stress

Une évaluation honnête de son niveau de stress est nécessaire pour comprendre l'ampleur du défi auquel on est confronté. Il existe plusieurs outils d'évaluation du stress disponibles, tels que des questionnaires en ligne ou des échelles d'évaluation standardisées, qui peuvent aider à déterminer le niveau de stress actuel. En outre, il est utile de prendre du recul et de réfléchir à la manière dont le stress affecte différents aspects de sa vie, y compris le travail, les relations, la santé et les loisirs. Une fois que l'on a une idée plus claire de son niveau de stress, on peut commencer à mettre en place des stratégies pour le gérer de manière efficace.

-Identifier les Déclencheurs de Stress

Comprendre ce qui déclenche le stress est une étape importante pour le gérer de manière proactive. Les déclencheurs de stress peuvent être de nature variée et différer d'une personne à l'autre. Certains déclencheurs communs comprennent les pressions liées au travail, les conflits relationnels, les problèmes financiers, les problèmes de santé, les changements de vie et les événements traumatisants. Il est également important de reconnaître que certains facteurs de stress peuvent être externes, tandis que d'autres peuvent être internes, tels que les pensées négatives ou les schémas de comportement non adaptatifs. En identifiant les déclencheurs de stress, on peut commencer à élaborer des stratégies spécifiques pour les gérer de manière plus efficace.

Le diagnostic personnel du stress est une étape cruciale dans la gestion proactive du stress. En reconnaissant les signes de stress, en évaluant son niveau de stress et en identifiant les déclencheurs, on peut mieux comprendre les facteurs qui contribuent au stress et prendre des mesures pour y remédier. Il est important de se rappeler qu'il n'y a pas de solution unique pour gérer le stress, et que différentes stratégies peuvent fonctionner pour différentes personnes. En prenant le temps de se connaître et de comprendre ce qui déclenche le stress, on peut développer un plan personnalisé pour mieux gérer le stress et promouvoir le bien-être global.

1.2 Les Mythes et Réalités du Stress

Le stress est souvent perçu comme un ennemi, un fardeau qui pèse sur nos épaules et qui menace notre bien-être. Pourtant, derrière cette perception largement répandue, se cachent de nombreuses idées fausses qui méritent d'être démystifiées. Parmi ces idées fausses, il y a celle selon laquelle le stress est toujours mauvais pour la santé. En réalité, le stress peut être à la fois bénéfique et néfaste, selon sa durée et son intensité. Un stress modéré et de courte durée peut en fait être stimulant et motivant, tandis qu'un stress chronique peut avoir des conséquences délétères sur la santé physique et mentale.

Une autre idée fausse courante est celle selon laquelle le stress est uniquement lié à des facteurs externes, tels que le travail ou les relations personnelles. Cependant, le stress peut également être influencé par des facteurs internes, tels que nos pensées, nos croyances et nos attentes. En démystifiant ces idées fausses, nous pouvons adopter une approche plus nuancée et réaliste du stress, ce qui nous permet de mieux comprendre son impact sur notre vie et notre bien-être.

-Les Effets Positifs du Stress

Malgré sa réputation souvent négative, le stress peut également avoir des effets positifs sur notre vie. En effet, le stress peut nous pousser à sortir de notre zone de confort et à relever des défis qui nous permettent de grandir et de nous épanouir. Par exemple, un projet professionnel ambitieux ou un défi personnel stimulant peut nous inciter à déployer des efforts supplémentaires et à découvrir nos propres capacités et ressources insoupçonnées. De plus, le stress peut renforcer notre résilience et notre capacité à faire face à l'adversité, ce qui nous permet de rebondir plus rapidement après des périodes difficiles.

-Équilibrer la Perception du Stress

Trouver un équilibre dans la perception du stress est essentiel pour maintenir notre bien-être mental et physique. Trop souvent, nous avons tendance à considérer le stress comme quelque chose de totalement négatif, ce qui peut aggraver les effets néfastes sur notre santé. En revanche, une perspective plus équilibrée reconnaît à la fois les défis et les opportunités que le stress peut présenter. Cela implique de cultiver une conscience de nos propres réactions au stress, ainsi que de développer des stratégies pour le gérer de manière proactive et positive. En équilibrant notre perception du stress, nous pouvons mieux naviguer dans les hauts et les bas de la vie moderne tout en préservant notre bien-être global.En démystifiant les idées fausses sur le stress, en reconnaissant ses effets positifs et en équilibrant notre perception, nous pouvons adopter une approche plus saine et plus efficace pour gérer le stress dans nos vies. Plutôt que de le craindre ou de le fuir, nous pouvons apprendre à utiliser le stress comme un catalyseur pour la croissance personnelle et le développement. En comprenant pleinement le rôle du stress dans nos vies, nous pouvons trouver un équilibre qui nous permet de prospérer malgré les défis que nous rencontrons.

1.4 Le Stress et la Société

Le stress ne se limite pas à être simplement un fardeau individuel ; il affecte également profondément la société dans son ensemble. L'ampleur de cet impact se manifeste à travers divers aspects de la vie sociale, économique et culturelle. Sur le plan économique, les coûts liés au stress sont colossaux, avec des milliards dépensés chaque année en soins de santé, en congés maladie et en perte de productivité au travail. Cette pression financière se répercute sur les systèmes de santé et les entreprises, affectant ainsi l'ensemble de l'économie.

Sur le plan social, le stress peut éroder les liens familiaux et communautaires, en créant des tensions et des conflits. Les individus stressés ont souvent du mal à maintenir des relations saines, car le stress peut les rendre irritables, distraits ou émotionnellement indisponibles. De plus, le stress chronique peut avoir un impact sur la dynamique familiale, entraînant des disputes, des désaccords et même des ruptures. Au niveau communautaire, le stress peut également se manifester sous forme de troubles sociaux, de violence domestique et de délinquance, ce qui nuit à la cohésion sociale et à la sécurité publique.

-Les Pressions Culturelles et Sociales

La société moderne est caractérisée par un ensemble de normes culturelles et sociales qui exercent une pression significative sur les individus. Le culte de la réussite et de la performance, amplifié par les médias sociaux et la culture de la comparaison, crée un climat d'insatisfaction et d'insécurité constantes. Les individus se sentent souvent obligés de correspondre à des normes irréalistes de réussite professionnelle, de beauté physique et de statut social, ce qui génère un stress constant pour atteindre ces idéaux inatteignables.

En outre, les attentes sociales rigides et les stéréotypes de genre peuvent également contribuer au stress en créant des normes restrictives et discriminatoires. Par exemple, les hommes peuvent ressentir une pression pour être forts, stoïques et compétitifs, tandis que les femmes peuvent être confrontées à des attentes d'altruisme, de soumission et de perfectionnisme. Ces attentes sociales peuvent exercer une pression supplémentaire sur les individus pour qu'ils se conforment à des rôles de genre étroits, ce qui peut entraîner un stress et un mal-être importants.

Le Stress dans le Monde du Travail

Le monde du travail est l'un des domaines où le stress est le plus répandu et le plus prononcé. Les exigences croissantes en matière de performance, les délais serrés et la pression constante pour produire des résultats peuvent créer un environnement de travail stressant pour de nombreux employés. De plus, les changements rapides dans le monde du travail, tels que la mondialisation, la technologie et l'automatisation, peuvent engendrer des niveaux élevés d'incertitude et d'instabilité, ce qui contribue également au stress.

Le stress au travail peut avoir des conséquences graves sur la santé mentale et physique des travailleurs. Il peut entraîner des symptômes tels que l'épuisement professionnel, l'anxiété, la dépression et le burn-out. De plus, le stress chronique peut avoir un impact sur la productivité, la qualité du travail et la satisfaction au travail, ce qui peut nuire à la performance globale de l'entreprise.

En conclusion, le stress a un impact profond et étendu sur la société dans son ensemble. Les pressions culturelles et sociales, combinées au stress lié au travail, créent un environnement propice à l'émergence du stress chronique. Pour atténuer cet impact, il est impératif de mettre en place des mesures de prévention et de gestion du stress au niveau individuel, organisationnel et sociétal. En adoptant une approche plus proactive et holistique pour aborder le stress, nous pouvons contribuer à créer des environnements plus sains et plus favorables, tant sur le plan personnel que professionnel.

Partie 2: Fondations du Bien-être

Dans cette partie dédiée aux fondations du bien-être, nous plongerons dans les principes fondamentaux qui soutiennent une vie équilibrée et épanouissante. Dans un monde où le stress et les défis semblent omniprésents, il devient essentiel de cultiver des bases solides pour favoriser notre bien-être global, que ce soit sur le plan mental, émotionnel ou physique. Pour ce faire, nous explorerons en détail les piliers du bien-être, comprenant notamment l'importance de l'activité physique régulière, d'une alimentation équilibrée, de relations sociales nourrissantes, d'un sommeil réparateur et d'une gestion efficace du stress. En comprenant ces éléments et en les intégrant à notre vie quotidienne, nous pouvons construire une base solide qui soutient notre santé et notre épanouissement à long terme. De plus, nous adopterons une approche holistique du bien-être, reconnaissant l'interconnexion entre le corps, l'esprit et l'âme. En intégrant ces différentes dimensions de notre être, nous pourrons cultiver un équilibre harmonieux qui nous permettra de prospérer dans tous les aspects de notre vie. Cette exploration approfondie des fondations du bien-être sera accompagnée de conseils pratiques et de stratégies concrètes pour aider les lecteurs à intégrer ces principes dans leur quotidien, en vue d'une vie plus saine, plus équilibrée et plus satisfaisante.

2.1 Les Bases d'un Mode de Vie Sain

Adopter un mode de vie sain est une démarche essentielle pour promouvoir le bien-être physique, mental et émotionnel. Dans cette section, nous plongerons dans les fondements d'un mode de vie sain, en mettant en lumière l'importance d'une alimentation équilibrée et nutritive, d'une activité physique régulière et d'un sommeil réparateur.

-Alimentation Équilibrée et Nutrition

Une alimentation équilibrée et nutritive est bien plus qu'une simple question de choix alimentaires. C'est un investissement dans notre santé à long terme. En privilégiant les aliments entiers et non transformés, nous fournissons à notre corps les nutriments essentiels dont il a besoin pour fonctionner de manière optimale. Les fruits et légumes colorés regorgent de vitamines et de minéraux, les céréales complètes fournissent des fibres bénéfiques pour la digestion, les protéines maigres contribuent à la construction musculaire et les graisses saines, comme celles présentes dans les avocats et les noix, soutiennent la santé cardiovasculaire. Adopter une approche équilibrée de l'alimentation nous permet de nourrir notre corps de manière optimale, tout en nous permettant de savourer une variété d'aliments et de cultures culinaires.

-Activité Physique et Mouvement

L'activité physique régulière est un autre pilier indispensable d'un mode de vie sain. En bougeant notre corps de manière régulière, nous stimulons notre système cardiovasculaire, renforçons nos muscles, améliorons notre posture et notre équilibre, et libérons des endorphines qui contribuent à notre bien-être mental. L'activité physique ne nécessite pas nécessairement de séances d'entraînement intenses ; simplement marcher, faire du vélo, danser ou pratiquer du yoga peuvent suffire à maintenir un mode de vie actif et équilibré. L'essentiel est de trouver des activités que l'on aime et que l'on peut intégrer facilement dans notre routine quotidienne, ce qui nous permet de rester motivés et engagés sur le long terme.

- Sommeil Régénérateur

Le sommeil est un élément souvent négligé mais crucial de notre bien-être global. Un sommeil de qualité est indispensable pour régénérer notre corps et notre esprit, favoriser la récupération musculaire, consolider la mémoire, renforcer notre système immunitaire et réguler nos émotions. Pour bénéficier d'un sommeil réparateur, il est important de créer un environnement propice au sommeil en maintenant une routine régulière, en évitant les stimulants comme la caféine avant le coucher, et en favorisant la relaxation avec des activités apaisantes telles que la lecture, la méditation ou le bain. Investir dans un sommeil de qualité peut avoir un impact significatif sur notre santé et notre bien-être global, ce qui en fait une priorité pour un mode de vie sain et équilibré.

Les bases d'un mode de vie sain reposent sur une alimentation équilibrée et nutritive, une activité physique régulière et un sommeil réparateur. En intégrant ces éléments dans notre quotidien, nous pouvons nourrir notre corps, renforcer notre santé et favoriser notre bien-être global. Cette section approfondie explorera ces aspects clés du mode de vie sain, en fournissant des conseils pratiques et des stratégies pour aider les lecteurs à adopter des habitudes de vie qui les soutiennent dans leur quête d'une santé optimale et d'un épanouissement personnel.

2.2 Gestion du Temps et Organisation

La gestion du temps et l'organisation efficace des tâches sont des compétences cruciales pour mener une vie équilibrée, productive et épanouissante. Dans un monde où les sollicitations sont constantes et les journées souvent trop courtes, il devient essentiel de maîtriser ces aspects pour optimiser notre temps et atteindre nos objectifs avec succès. Cette section explorera en profondeur les différents aspects de la gestion du temps et de l'organisation, en mettant en lumière l'importance de la priorisation des tâches, des techniques de gestion du temps et de l'art de la délégation.

-Priorisation des Tâches

La priorisation des tâches est un élément fondamental de la gestion du temps. Elle consiste à déterminer quelles activités sont les plus importantes et urgentes, et à leur accorder la priorité nécessaire. Pour ce faire, il est crucial de clarifier nos objectifs à court et à long terme, puis d'identifier les actions qui contribuent le plus à leur réalisation. Différentes méthodes peuvent être utilisées pour prioriser les tâches, telles que la matrice d'Eisenhower, qui classe les tâches en fonction de leur importance et de leur urgence, ou la méthode ABC, qui permet de hiérarchiser les tâches en fonction de leur impact sur nos objectifs. En maîtrisant l'art de la priorisation, nous pouvons concentrer notre énergie sur les activités les plus significatives et éviter de gaspiller du temps sur des tâches secondaires.

-Techniques de Gestion du Temps

Les techniques de gestion du temps sont des outils précieux pour optimiser notre emploi du temps et maximiser notre productivité. Parmi les techniques les plus populaires, on trouve la technique Pomodoro, qui consiste à travailler sur une tâche pendant une période définie, suivie d'une courte pause, et à répéter ce cycle. Cette méthode permet de maintenir notre concentration et notre efficacité en évitant la fatigue mentale. De même, la technique de blocage du temps consiste à regrouper des tâches similaires dans des plages horaires dédiées, ce qui permet de minimiser les interruptions et de maximiser la concentration. En expérimentant différentes techniques, nous pouvons trouver celle qui convient le mieux à notre style de travail et à nos objectifs spécifiques.

-L'Art de la Délégation

L'art de la délégation est une compétence essentielle pour optimiser notre temps et notre efficacité. Il consiste à confier certaines tâches à d'autres personnes afin de libérer du temps pour se concentrer sur les activités les plus importantes. Pour déléguer efficacement, il est crucial de choisir les bonnes personnes pour les bonnes tâches, en tenant compte de leurs compétences et de leur disponibilité. Une communication claire des attentes et des délais est également essentielle pour assurer le succès de la délégation. En déléguant de manière appropriée, nous pouvons optimiser notre temps et notre énergie, tout en favorisant le développement et l'autonomie de notre équipe.

la gestion du temps et l'organisation efficace des tâches sont des compétences essentielles pour mener une vie équilibrée, productive et épanouissante. En apprenant à prioriser les tâches, à utiliser des techniques de gestion du temps efficaces et à déléguer de manière appropriée, nous pouvons optimiser notre temps et atteindre nos objectifs avec succès. En intégrant ces compétences dans notre quotidien, nous pouvons créer un équilibre entre nos responsabilités professionnelles et personnelles, tout en maximisant notre productivité et notre bien-être global.

2.3 La Puissance de la Respiration et de la Méditation

La respiration consciente et la méditation représentent des pratiques millénaires qui offrent des bienfaits profonds pour notre bien-être global. Dans cette section, nous plongerons dans la puissance de la respiration et de la méditation, en explorant en détail les techniques de respiration pour la gestion du stress, en introduisant les bases de la méditation et en examinant les pratiques de pleine conscience.

-Techniques de Respiration pour la Gestion du Stress

La respiration est un phénomène essentiel à la vie, mais elle peut également être utilisée comme un outil puissant pour calmer l'esprit et apaiser le corps. En pratiquant des techniques de respiration consciente, nous pouvons réduire le stress, l'anxiété et les tensions physiques qui s'accumulent dans notre quotidien souvent frénétique. Parmi les techniques les plus efficaces, citons la respiration abdominale, où l'on inspire profondément par le nez en laissant le ventre se gonfler, puis on expire lentement par la bouche, en relâchant toutes les tensions accumulées. La respiration carrée, qui implique d'inspirer, de retenir sa respiration, d'expirer et de maintenir une pause, est également remarquable pour calmer le système nerveux et favoriser la détente profonde. Ces pratiques simples, bien qu'elles puissent sembler anodines, ont le pouvoir de nous ramener à l'instant présent et de nous aider à retrouver un état de calme et de clarté intérieure, même dans les moments les plus agités.

-Introduction à la Méditation

La méditation est une pratique ancienne qui vise à cultiver une présence consciente et attentive à l'instant présent. En se concentrant sur notre respiration, nos sensations corporelles ou nos pensées, nous pouvons entraîner notre esprit à se libérer des distractions et des agitations mentales qui nous empêchent souvent de vivre pleinement. La méditation peut prendre de nombreuses formes, allant de la méditation assise traditionnelle à la méditation en marchant, en passant par la méditation guidée et la méditation en pleine conscience. En pratiquant régulièrement la méditation, nous pouvons développer une plus grande clarté mentale, une plus grande stabilité émotionnelle et une plus grande compassion envers nous-mêmes et les autres. C'est une pratique profondément transformative qui peut enrichir notre vie de manière significative.

-Pratiques de Pleine Conscience

La pleine conscience, ou "mindfulness" en anglais, consiste à être pleinement présent et conscient de chaque moment de notre vie, sans jugement ni attachement. Cela implique de porter une attention particulière à nos sensations physiques, à nos pensées et à nos émotions, en les observant simplement telles qu'elles sont, sans chercher à les modifier ou à les contrôler. Les pratiques de pleine conscience peuvent être intégrées dans de nombreuses activités quotidiennes, telles que la marche, la cuisine, la douche ou même en mangeant. En cultivant une attitude de présence ouverte et curieuse, nous pouvons développer une plus grande conscience de nous-mêmes et du monde qui nous entoure, ce qui peut transformer profondément notre expérience de la vie et nous aider à trouver un sentiment de paix intérieure même au milieu du chaos.

En conclusion, la respiration consciente et la méditation sont des pratiques puissantes qui peuvent nous aider à cultiver un état de calme, de clarté et de bien-être intérieur dans un monde souvent chaotique et stressant. En intégrant ces pratiques dans notre quotidien, nous pouvons réduire le stress, améliorer notre santé mentale et émotionnelle, et développer une plus grande connexion avec nous-mêmes et les autres. Cette section explorera en détail les différentes techniques de respiration, les bases de la méditation et les pratiques de pleine conscience, en fournissant des conseils pratiques et des exercices pour aider les lecteurs à intégrer ces précieuses pratiques dans leur vie quotidienne.

2.4 Cultiver des Relations Saines

Les relations interpersonnelles sont le tissu même de notre existence, influant profondément sur notre bien-être émotionnel, mental et social. Dans cette section, nous plongerons dans l'art de cultiver des relations saines et épanouissantes, en explorant de manière approfondie la communication émotionnelle et relationnelle, le soutien social et les réseaux de soutien, ainsi que l'équilibre vital entre notre vie professionnelle et personnelle.

-Communication Émotionnelle et Relationnelle

La communication émotionnelle et relationnelle forme le socle sur lequel reposent des relations épanouissantes. Cela va bien au-delà des mots échangés ; c'est la capacité à être véritablement présent pour l'autre, à écouter avec empathie, à exprimer nos propres émotions avec authenticité, et à résoudre les conflits de manière constructive. La communication non violente, fondée sur le respect, l'ouverture et la compréhension, est une voie puissante vers des interactions saines et nourrissantes. En développant ces compétences, nous ouvrons la voie à des relations plus profondes, plus authentiques et plus significatives.

-Support Social et Réseaux de Soutien

Le soutien social est une bouée précieuse dans les eaux parfois tumultueuses de la vie. Il englobe nos amis, notre famille, nos collègues et nos communautés, constituant ainsi un filet de sécurité émotionnelle et pratique. Entretenir des relations sociales de qualité, partager nos joies et nos peines, et être là pour les autres en retour, renforce notre sentiment d'appartenance et notre bien-être général. Les réseaux de soutien offrent un refuge où puiser en période de difficulté, et une source de célébration dans les moments de bonheur. Nourrir ces liens est une entreprise précieuse, qui nous enrichit autant qu'elle nous soutient.

-Équilibre Entre Vie Professionnelle et Vie Personnelle

L'équilibre entre vie professionnelle et vie personnelle est une danse délicate dans laquelle chacun de nous est appelé à trouver sa propre harmonie. Cela implique de définir des limites claires entre ces deux sphères de notre vie, de prioriser notre bien-être et nos relations personnelles tout en respectant nos engagements professionnels. L'auto-soin régulier, la pratique de loisirs et la présence pleine et entière à nos proches sont autant de piliers essentiels pour maintenir cet équilibre. En trouvant ce juste milieu, nous préservons notre santé mentale, notre énergie vitale et nos relations interpersonnelles, créant ainsi les conditions propices à une vie pleine et épanouie.

En conclusion, cultiver des relations saines est un art qui demande patience, écoute et engagement. En mettant en pratique une communication émotionnelle et relationnelle authentique, en nourrissant nos réseaux de soutien et en trouvant un équilibre harmonieux entre vie professionnelle et vie personnelle, nous ouvrons la voie à une existence riche de sens et de connexion. Cette section offre une exploration en profondeur de ces aspects cruciaux de la vie humaine, accompagnée de conseils pratiques et d'outils pour aider les lecteurs à cultiver des relations épanouissantes et gratifiantes dans tous les domaines de leur vie.

Partie 3: Stratégies pour Gérer le Stress

Dans notre société moderne, le stress est devenu un compagnon quotidien pour beaucoup d'entre nous, influençant non seulement notre bien-être mental et émotionnel, mais aussi notre santé physique. Dans cette section, nous plongerons au cœur de cet enjeu universel, en examinant de près une gamme de techniques et de pratiques qui peuvent nous aider à naviguer avec succès à travers les défis stressants de la vie.

Le stress peut se manifester de diverses manières : des deadlines professionnelles serrées, des engagements personnels accablants, des préoccupations financières, ou simplement la pression constante de notre monde hyper-connecté. Pourtant, malgré ses manifestations variées, nous avons le pouvoir de choisir comment nous répondons au stress et comment nous pouvons le gérer efficacement pour préserver notre bien-être global.

Dans cette section, nous explorerons une panoplie d'approches pour apprivoiser le stress, allant des techniques de relaxation profonde et de gestion de l'anxiété à des méthodes de réduction du stress basées sur la pleine conscience et la résolution de problèmes. Que vous cherchiez des moyens de cultiver un calme intérieur au milieu du chaos quotidien ou des outils pour réduire les tensions physiques et émotionnelles, vous trouverez ici une variété de ressources pour vous soutenir dans votre parcours vers une vie plus équilibrée et épanouissante.

Préparez-vous à plonger dans un univers de stratégies pratiques et inspirantes, conçues pour vous aider à faire face au stress avec résilience et à cultiver un bien-être durable dans votre vie quotidienne. Que ces pages vous guident vers la découverte de nouvelles habitudes et de nouvelles perspectives pour vous aider à naviguer avec succès dans les eaux souvent tumultueuses du stress moderne.

3.1 Techniques de Relaxation

La relaxation est une clé précieuse pour apaiser l'esprit, détendre le corps et réduire le stress accumulé dans notre vie quotidienne. Dans cette section, nous explorerons plusieurs techniques éprouvées de relaxation, notamment les exercices de relaxation musculaire, la visualisation guidée et la relaxation progressive.

-Exercices de Relaxation Musculaire

Les exercices de relaxation musculaire sont une méthode efficace pour relâcher les tensions physiques et mentales. En pratiquant des exercices de contraction et de relâchement des muscles, nous pouvons libérer les tensions accumulées dans notre corps et favoriser un état de détente profonde. Commencez par vous concentrer sur une partie de votre corps, comme les épaules ou les pieds, et serrez les muscles pendant quelques secondes avant de relâcher complètement.

Répétez ce processus pour chaque groupe musculaire, en vous concentrant sur la sensation de relâchement et de détente à chaque expiration.

-Visualisation Guidée

La visualisation guidée est une technique puissante qui utilise l'imagination pour induire un état de relaxation profonde. En vous concentrant sur des images mentales apaisantes et réconfortantes, vous pouvez calmer votre esprit et réduire les sentiments de stress et d'anxiété. Commencez par vous installer confortablement dans un endroit calme, puis fermez les yeux et imaginez-vous dans un lieu paisible et sécurisant, comme une plage déserte ou une forêt luxuriante. Laissez-vous imprégner par les sensations et les sons de cet environnement imaginaire, en vous permettant de vous détendre complètement et de retrouver un sentiment de calme intérieur.

-Relaxation Progressive

La relaxation progressive, également connue sous le nom de relaxation musculaire progressive, est une technique qui implique de contracter et de relâcher méthodiquement les muscles de tout le corps pour induire un état de détente profonde. Commencez par vous allonger confortablement sur le dos, les yeux fermés, et portez votre attention sur chaque partie de votre corps, en commençant par les pieds et en remontant jusqu'à la tête. Contractez chaque groupe musculaire pendant quelques secondes, puis relâchez complètement la tension, en vous concentrant sur la sensation de détente qui se propage dans tout votre corps. Continuez ce processus jusqu'à ce que vous vous sentiez complètement détendu et paisible.

En conclusion, les techniques de relaxation sont des outils puissants pour réduire le stress, apaiser l'esprit et restaurer l'équilibre dans notre vie quotidienne. En pratiquant régulièrement ces techniques, nous pouvons cultiver un état de calme intérieur et renforcer notre résilience face aux défis de la vie. Que vous choisissiez les exercices de relaxation musculaire, la visualisation guidée ou la relaxation progressive, ces pratiques peuvent vous aider à retrouver un sentiment de bien-être et de détente dans votre vie quotidienne.

3.2 Le Pouvoir de la Pensée Positive

La pensée positive est bien plus qu'une simple philosophie ; c'est une approche de vie transformative qui peut avoir un impact profond sur notre bien-être émotionnel, mental et même physique. Dans cette section, nous explorerons en profondeur le pouvoir de la pensée positive, en plongeant dans ses fondements, en explorant les pratiques de gratitude et en détaillant des techniques pour transformer les pensées négatives en pensées constructives et édifiantes.

-Les Fondements de la Pensée Positive

À la base de la pensée positive se trouve la conviction que nos pensées façonnent notre réalité. En d'autres termes, ce que nous pensons et ressentons à l'intérieur de nous se reflète souvent à l'extérieur dans nos actions, nos relations et nos expériences de vie. Les fondements de la pensée positive reposent sur la reconnaissance de cette connexion intime entre nos pensées, nos émotions et nos résultats. Cela implique de cultiver une conscience de nos pensées automatiques et parfois destructrices, de les remettre en question et de les remplacer par des pensées plus optimistes et constructives. En développant cette mentalité positive, nous ouvrons la porte à un monde d'opportunités et de possibilités infinies.

-Pratiques de Gratitudes

La gratitude est comme un baume pour l'âme, capable d'illuminer même les jours les plus sombres. Les pratiques de gratitude consistent à reconnaître et à apprécier consciemment les nombreuses bénédictions et les petits miracles qui parsèment notre vie quotidienne. Cela peut prendre la forme d'un simple journal de gratitude, où chaque jour nous écrivons quelques éléments pour lesquels nous sommes reconnaissants, ou d'une pratique plus informelle où nous prenons régulièrement le temps de réfléchir à ces moments de gratitude. En cultivant cette attitude de reconnaissance, nous entraînons notre esprit à se concentrer sur ce qui est bon et positif dans notre vie, ce qui renforce notre bien-être émotionnel et nous aide à surmonter les défis avec résilience et grâce.

-Transformer les Pensées Négatives

La transformation des pensées négatives en pensées positives est un aspect essentiel du cheminement vers une vie empreinte de pensée positive. Il s'agit de prendre conscience des schémas de pensée négatifs qui peuvent nous retenir et nous empêcher de réaliser notre plein potentiel, et de les remplacer par des pensées plus constructives et édifiantes. Cela peut se faire par le biais de pratiques telles que l'utilisation d'affirmations positives, la pratique de la visualisation créative et le développement d'une attitude de bienveillance envers nous-mêmes. En transformant nos pensées négatives en pensées positives, nous libérons notre esprit des entraves du doute et de la peur, et nous nous ouvrons à un monde de possibilités infinies.

En conclusion, la pensée positive est bien plus qu'un simple concept ; c'est une philosophie de vie qui peut transformer radicalement notre expérience du monde. En comprenant les fondements de la pensée positive, en pratiquant la gratitude et en transformant les pensées négatives, nous pouvons libérer notre potentiel et créer une vie remplie de bonheur, de succès et de satisfaction. Que cette section vous inspire à embrasser pleinement le pouvoir de la pensée positive et à cultiver une vie empreinte de joie, de gratitude et d'amour.

3.3 Approches Holistiques pour la Gestion du Stress

La gestion du stress est un voyage personnel qui peut être enrichi par une approche holistique, prenant en compte tous les aspects de notre être : physique, mental, émotionnel et spirituel. Dans cette section, nous plongerons profondément dans plusieurs approches holistiques pour la gestion du stress, explorant non seulement leur efficacité pratique, mais aussi leur fondement philosophique et leur impact global sur notre bien-être.

-Acupuncture et Médecine Traditionnelle

L'acupuncture, l'une des pratiques les plus anciennes de la médecine traditionnelle chinoise, repose sur la théorie selon laquelle la maladie est causée par des déséquilibres dans le flux d'énergie vitale, ou "Qi", à travers le corps. En insérant délicatement des aiguilles sur des points spécifiques du corps, les praticiens visent à restaurer l'équilibre énergétique, soulageant ainsi le stress, les tensions physiques et émotionnelles. Cette approche holistique reconnaît l'interdépendance de tous les aspects de notre être et offre une voie vers la guérison intégrale.

-Thérapies Complémentaires (aromathérapie, etc.)

Les thérapies complémentaires, telles que l'aromathérapie, offrent une approche douce et naturelle pour soulager le stress et restaurer l'harmonie dans notre vie. L'utilisation d'huiles essentielles extraites de plantes aromatiques peut avoir un impact profond sur notre bien-être émotionnel et mental. La lavande, par exemple, est connue pour ses propriétés apaisantes et relaxantes, tandis que l'encens peut favoriser la tranquillité d'esprit et la clarté mentale. En intégrant ces thérapies dans notre quotidien, nous créons des espaces de calme et de réconfort qui nourrissent notre âme et notre esprit.

- Yoga et Tai Chi

Le yoga et le tai chi sont des pratiques anciennes qui intègrent le mouvement, la respiration consciente et la méditation pour restaurer l'équilibre et l'harmonie dans le corps et l'esprit. Le yoga, avec ses postures fluides et ses techniques de respiration, aide à relâcher les tensions physiques et à calmer le mental agité. Le tai chi, quant à lui, se caractérise par ses mouvements lents et gracieux, qui favorisent la circulation de l'énergie vitale et la stabilité émotionnelle. Ces pratiques holistiques nous rappellent la connexion profonde entre notre corps, notre esprit et notre environnement, nous invitant à retrouver notre essence véritable.

En conclusion, les approches holistiques pour la gestion du stress offrent un chemin vers la guérison intégrale et la transformation personnelle. Que vous choisissiez l'acupuncture et la médecine traditionnelle, les thérapies complémentaires comme l'aromathérapie, ou les pratiques ancestrales comme le yoga et le tai chi, ces approches holistiques peuvent vous guider vers un état de bien-être profond et durable. Que cette section vous inspire à explorer ces différentes voies et à trouver les pratiques qui résonnent le plus avec vous, pour une vie épanouie et harmonieuse dans tous les aspects de votre être.

3.4 Équilibre Entre l'Effort et le Repos

Dans notre société moderne axée sur la productivité et la performance, il est facile de se retrouver pris dans un tourbillon d'activités incessantes, laissant peu de place au repos et à la récupération. Pourtant, trouver l'équilibre entre l'effort et le repos est essentiel pour maintenir notre bien-être physique, mental et émotionnel à long terme. Dans cette section, nous plongerons plus profondément dans cette notion cruciale, explorant diverses pratiques pour favoriser la récupération, comprenant l'importance du "Dolce Far Niente" et maîtrisant l'art de la pause.

- Pratiques de Récupération

Les pratiques de récupération vont bien au-delà du simple repos physique. Elles englobent un ensemble d'activités et de rituels conçus pour restaurer notre énergie et revitaliser notre esprit. Cela peut inclure des activités telles que le sommeil réparateur, les étirements doux, les massages thérapeutiques, les séances de méditation ou de relaxation, ainsi que des loisirs qui nourrissent notre âme. En accordant une attention consciente à nos besoins de récupération, nous créons un espace sacré pour nous régénérer et renouer avec notre vitalité intérieure.

- Importance du "Dolce Far Niente"

Le "Dolce Far Niente", ou "le plaisir de ne rien faire", est une philosophie qui célèbre le pouvoir de la présence et de la contemplation. Dans notre monde toujours en mouvement, prendre le temps de simplement être et de savourer l'instant présent peut sembler un luxe, mais c'est en réalité une nécessité pour notre bien-être mental et émotionnel. Le "Dolce Far Niente" peut se manifester de différentes façons, que ce soit en prenant une pause pour contempler le coucher du soleil, en se perdant dans un bon livre, en pratiquant l'art de la méditation ou simplement en se laissant aller à la paresse réconfortante. En embrassant cette pratique, nous nous offrons un refuge tranquille dans un monde souvent chaotique.

-L'Art de la Pause

L'art de la pause consiste à intégrer consciemment des moments de repos et de détente dans notre quotidien trépidant. Il s'agit de reconnaître que le repos est aussi important que l'action, et que nous avons besoin de périodes de calme pour recharger nos batteries et cultiver notre créativité. Cela peut impliquer de planifier des pauses régulières tout au long de la journée, de pratiquer des activités qui nous apaisent et nous ressourcent, ou même de prendre des vacances régulières pour échapper à la routine et revitaliser notre esprit. En maîtrisant l'art de la pause, nous apprenons à honorer notre besoin de repos et de renouvellement, et nous découvrons une source renouvelée d'énergie et de vitalité dans notre vie quotidienne.

En conclusion, l'équilibre entre l'effort et le repos est un élément essentiel du bien-être holistique. En cultivant des pratiques de récupération, en embrassant le "Dolce Far Niente" et en maîtrisant l'art de la pause, nous pouvons nourrir notre corps, notre esprit et notre âme, et vivre avec plus de présence, de joie et de vitalité. Que cette section vous inspire à honorer votre besoin de repos et de détente, et à trouver l'équilibre harmonieux entre l'action et la contemplation dans votre vie quotidienne.

Partie 4: Adaptation à l'Adversité

Dans cette section, nous aborderons le sujet délicat mais incontournable de la façon dont nous pouvons non seulement survivre, mais aussi prospérer face aux défis et aux épreuves de la vie.

L'adversité fait partie intégrante de l'expérience humaine. Que ce soit des revers professionnels, des pertes personnelles, des défis de santé ou des catastrophes naturelles, nous sommes tous confrontés à des moments difficiles à un moment donné de notre vie. Pourtant, c'est souvent dans ces moments de difficulté que nous découvrons notre résilience la plus profonde et que nous trouvons les ressources nécessaires pour surmonter les obstacles avec courage et détermination.

Dans cette section, nous explorerons les différents aspects de l'adaptation à l'adversité, en examinant les stratégies et les compétences qui peuvent nous aider à faire face aux défis de la vie avec force et résilience. Que vous cherchiez des moyens de transformer le stress en opportunité, de cultiver un état d'esprit résilient, ou de trouver du sens et de la croissance dans l'adversité, vous trouverez ici des ressources pour vous soutenir dans votre parcours vers la guérison et la transformation personnelle.

Préparez-vous à plonger dans un voyage d'exploration intérieure et de découverte de soi, où vous apprendrez à embrasser les défis de la vie comme des occasions de croissance et de transformation. Que cette section vous inspire à trouver la force intérieure et la sagesse nécessaires pour naviguer avec grâce à travers les eaux parfois tumultueuses de l'adversité.

4.1 Renforcement de la Résilience

Dans cette section, plongeons dans les profondeurs de la résilience humaine, explorant ses fondements, ses manifestations face aux défis et les moyens de la développer à travers l'adversité.

- Compréhension de la Résilience

La résilience est une qualité humaine complexe et multidimensionnelle qui se manifeste dans notre capacité à nous adapter et à rebondir face à l'adversité. Au cœur de la résilience se trouvent des compétences émotionnelles, cognitives et comportementales qui nous aident à faire face aux défis de manière efficace et à maintenir notre bien-être mental et émotionnel. Cela inclut la capacité à réguler nos émotions, à trouver des solutions créatives aux problèmes, à entretenir des relations solides, à maintenir une perspective optimiste même dans les moments difficiles, et à cultiver un sentiment de gratitude pour les aspects positifs de notre vie.

-Résilience Face aux Défis

La véritable test de notre résilience se présente lorsque nous sommes confrontés à des défis inattendus et souvent dévastateurs. Que ce soit une crise personnelle, une perte importante, une maladie grave ou une catastrophe naturelle, notre résilience est mise à l'épreuve dans ces moments de crise. La manière dont nous réagissons et nous adaptons à ces défis dépend en grande partie de notre résilience intérieure. En cultivant des attitudes positives, en développant des stratégies d'adaptation efficaces et en puisant dans nos ressources internes, nous pouvons surmonter les moments les plus sombres de notre vie et émerger de l'adversité plus forts et plus résilients que jamais.

-Développer la Résilience à Travers l'Adversité

L'adversité peut être une occasion de croissance et de transformation personnelle, nous permettant de développer et de renforcer notre résilience de manière significative. En embrassant les défis de la vie comme des occasions d'apprentissage et de développement, nous pouvons utiliser l'adversité comme un catalyseur pour notre croissance personnelle. Cela peut impliquer de rechercher des opportunités de croissance dans les moments difficiles, de cultiver un état d'esprit optimiste et résilient malgré les circonstances, et de puiser dans notre réseau de soutien pour nous aider à traverser les tempêtes avec courage et détermination.

En conclusion, renforcer notre résilience est essentiel pour naviguer avec succès à travers les défis de la vie. En comprenant la résilience, en faisant face aux défis avec courage et en embrassant l'adversité comme une opportunité de croissance, nous pouvons renforcer notre capacité à faire face aux défis avec force et résilience. Que cette section vous inspire à cultiver une résilience profonde et durable dans votre vie, vous permettant de surmonter les obstacles avec grâce et détermination.

4.2 Trouver Sens et But

Dans cette section, nous plongerons dans une exploration approfondie et nuancée de la signification et du but dans nos vies, cherchant à comprendre comment ces éléments fondamentaux peuvent éclairer notre chemin vers un bien-être plus profond et plus durable.

-Exploration des Valeurs Personnelles

La quête de sens commence par une introspection profonde sur nos valeurs personnelles - les principes fondamentaux qui guident nos choix, nos actions et nos relations. Il s'agit d'un voyage intérieur où nous cherchons à comprendre ce qui est vraiment important pour nous, ce qui donne un sens à notre existence. Cela peut impliquer de réfléchir aux leçons que nous avons apprises au fil des ans, aux expériences qui nous ont façonnés et aux idéaux auxquels nous aspirons. En identifiant et en honorant nos valeurs les plus profondes, nous pouvons aligner notre vie sur ce qui compte le plus pour nous, créant ainsi un sentiment de cohérence et de satisfaction intérieure.

- Poursuite de Buts Significatifs

Une fois que nous avons clarifié nos valeurs, nous pouvons commencer à explorer des objectifs qui résonnent avec celles-ci. Les buts significatifs sont ceux qui nous inspirent, nous motivent et nous donnent un sentiment de direction dans la vie.

Ils peuvent être liés à notre carrière, nos relations, notre développement personnel ou nos contributions à la société. Ce qui importe vraiment, c'est qu'ils reflètent nos valeurs les plus profondes et qu'ils nous aident à vivre une vie pleine de sens et d'accomplissement. En poursuivant des buts qui sont alignés avec nos valeurs, nous nous engageons dans un voyage enrichissant de croissance personnelle et de contribution positive au monde qui nous entoure.

-Connexion avec des Activités Pleines de Sens

Trouver le sens dans nos vies ne se limite pas seulement à la poursuite d'objectifs, mais aussi à la connexion avec des activités qui nous apportent un sentiment profond de satisfaction et d'accomplissement. Ces activités peuvent varier considérablement d'une personne à l'autre, mais ce qui les unit est leur capacité à nourrir notre âme et à élargir notre perspective. Que ce soit à travers l'art, la musique, la nature, la méditation, le bénévolat ou d'autres formes d'expression créative ou de service, ces activités pleines de sens nous permettent de nous connecter avec quelque chose de plus grand que nous-mêmes, nous offrant un refuge dans les moments de doute et de confusion, et nous inspirant à vivre pleinement et authentiquement chaque jour.

En conclusion, trouver sens et but dans nos vies est un voyage profondément personnel et significatif. En explorant nos valeurs, en poursuivant des buts significatifs et en nous connectant avec des activités pleines de sens, nous pouvons enrichir notre expérience de vie et trouver un équilibre plus profond et plus durable dans notre bien-être émotionnel et mental. Que cette section vous inspire à poursuivre une vie empreinte de signification et de but, vous permettant ainsi de vivre pleinement et authentiquement chaque jour.

4.3 Accepter le Changement et l'Incertitude

Dans cette section, nous plongerons dans la profondeur de l'acceptation du changement et de l'incertitude, explorant comment embrasser ces aspects inévitables de la vie peut nous aider à cultiver la résilience et le bien-être émotionnel.

-Naviguer les Transitions de Vie

Les transitions de vie, qu'elles soient attendues ou soudaines, peuvent être des moments de bouleversement et d'incertitude. Que ce soit un changement de carrière, un déménagement, une perte ou un événement majeur dans nos relations, ces transitions peuvent nous amener à remettre en question notre identité, nos objectifs et nos croyances fondamentales. Naviguer à travers ces périodes exige une ouverture d'esprit, une adaptation et une capacité à trouver du sens dans l'incertitude.

Pour aborder ces transitions avec grâce, il est essentiel de reconnaître et d'accepter nos réactions émotionnelles. En explorant nos peurs, nos doutes et nos espoirs, nous pouvons mieux comprendre nos besoins et nos désirs profonds, ce qui nous permet de prendre des décisions éclairées et alignées avec notre véritable essence. De plus, trouver des sources de soutien, que ce soit des amis, des membres de la famille ou des professionnels, peut nous aider à traverser ces moments de transition avec plus de confiance et de résilience.

-Développer la Flexibilité et l'Adaptabilité

Face à un monde en constante évolution, la flexibilité et l'adaptabilité deviennent des compétences précieuses. Être capable de s'ajuster aux circonstances changeantes, de trouver des solutions créatives aux problèmes et de pivoter lorsque nécessaire est essentiel pour naviguer avec succès à travers les défis de la vie.

Pour développer cette flexibilité, il est important de cultiver une attitude ouverte et curieuse face au changement. Plutôt que de résister ou de craindre l'inconnu, nous pouvons choisir de l'accueillir comme une opportunité de croissance et de découverte. Cela implique souvent de sortir de notre zone de confort, d'explorer de nouveaux horizons et d'apprendre à embrasser l'incertitude avec confiance et courage. En renforçant notre résilience émotionnelle et notre capacité à gérer le stress, nous pouvons mieux faire face aux défis imprévus et trouver des solutions innovantes aux problèmes qui se présentent sur notre chemin.

- Prospérer dans les Périodes d'Incertitude

Les périodes d'incertitude peuvent être particulièrement difficiles à gérer, mais elles offrent également des opportunités de croissance et de transformation. En embrassant l'incertitude comme une partie inévitable de la vie, nous pouvons apprendre à lâcher prise sur notre besoin de contrôle et à faire confiance au processus de la vie.

Pour prospérer dans ces moments turbulents, il est essentiel de pratiquer la pleine conscience et la présence consciente. En restant ancrés dans le moment présent, nous pouvons cultiver un sentiment de calme intérieur et de clarté, ce qui nous permet de prendre des décisions éclairées et d'agir avec intention plutôt que de réagir de manière impulsif. De plus, en cultivant la gratitude pour les leçons que nous apprenons à travers l'adversité, nous pouvons transformer nos défis en occasions de croissance personnelle et de développement.

En conclusion, accepter le changement et l'incertitude est essentiel pour cultiver la résilience et le bien-être émotionnel dans un monde en constante évolution. En naviguant avec grâce à travers les transitions de vie, en développant notre flexibilité et notre adaptabilité, et en prospérant même dans les périodes d'incertitude, nous pouvons trouver un équilibre plus profond et plus durable dans nos vies. Que cette section vous inspire à embrasser le changement comme une opportunité de croissance et de transformation, vous permettant ainsi de vivre pleinement et authentiquement chaque jour.

4.4 Cultiver l'Intelligence Émotionnelle

Dans cette section, nous explorerons en profondeur l'importance de l'intelligence émotionnelle dans notre bien-être global, ainsi que des stratégies pratiques pour développer cette compétence cruciale.

- Compréhension des Émotions

La première étape pour cultiver l'intelligence émotionnelle est de développer une compréhension profonde de nos propres émotions. Nos émotions sont comme des signaux nous indiquant ce qui se passe à l'intérieur de nous. En prenant le temps d'observer nos émotions sans les juger, nous pouvons apprendre à reconnaître et à nommer les différentes émotions que nous ressentons. Cette capacité à identifier nos émotions est essentielle pour comprendre comment elles influencent nos pensées, nos actions et nos relations.

- Développer la Conscience Émotionnelle

Une fois que nous avons une compréhension de base de nos émotions, nous pouvons commencer à développer notre conscience émotionnelle. Cela implique d'être présent et conscient de nos émotions au fur et à mesure qu'elles surviennent, sans chercher à les réprimer ou à les éviter. En accordant une attention particulière à nos sensations physiques et à nos réactions émotionnelles, nous pouvons apprendre à être plus en phase avec notre monde intérieur. Cette conscience émotionnelle accrue nous permet de mieux réguler nos émotions et de réagir de manière plus constructive aux défis de la vie.

- Pratiquer la Régulation Émotionnelle

En plus de comprendre et de reconnaître nos émotions, il est également essentiel de développer des compétences de régulation émotionnelle. La régulation émotionnelle consiste à gérer nos émotions de manière saine et adaptative, plutôt que de les laisser nous submerger ou de les refouler. Il existe de nombreuses techniques pour réguler nos émotions, telles que la respiration profonde, la méditation, l'exercice physique, l'expression artistique ou la communication ouverte. En pratiquant régulièrement ces techniques, nous pouvons apprendre à calmer notre esprit agité, à trouver des solutions aux problèmes et à maintenir notre équilibre émotionnel même dans les moments de stress et de turbulences.

En conclusion, cultiver l'intelligence émotionnelle est essentiel pour notre bien-être global. En comprenant nos émotions, en développant notre conscience émotionnelle et en pratiquant la régulation émotionnelle, nous pouvons apprendre à naviguer avec grâce à travers les hauts et les bas de la vie, en cultivant des relations plus saines, une meilleure prise de décision et une plus grande résilience face aux défis. Que cette section vous inspire à développer votre propre intelligence émotionnelle, vous permettant ainsi de vivre une vie plus équilibrée, épanouissante et authentique.

Partie 5: Nourrir le Corps et l'Esprit

Dans cette section, nous plongerons dans l'importance de nourrir à la fois notre corps et notre esprit pour un bien-être global et durable. Nous explorerons comment nos choix alimentaires, nos habitudes de vie et notre état d'esprit peuvent avoir un impact profond sur notre santé physique, émotionnelle et mentale. En intégrant une approche holistique de la santé, nous chercherons à découvrir comment créer un équilibre harmonieux entre le corps et l'esprit pour cultiver une vie épanouissante et vibrante.

Dans notre quête pour une vie épanouissante et pleinement vécue, il est essentiel de reconnaître l'interconnexion profonde entre notre corps et notre esprit. Trop souvent, nous avons tendance à séparer ces deux aspects de notre être, en négligeant l'impact que nos choix alimentaires, nos habitudes de vie et notre état d'esprit peuvent avoir sur notre bien-être global. Pourtant, en intégrant une approche holistique de la santé qui nourrit à la fois notre corps et notre esprit, nous pouvons créer un environnement propice à la vitalité, à la résilience et à l'épanouissement.

Dans cette section, nous explorerons les principes fondamentaux de la nutrition, de l'activité physique, du sommeil régénérateur et de la santé mentale, en mettant l'accent sur la façon dont ces éléments interagissent pour influencer notre bien-être global. Nous examinerons également comment cultiver un état d'esprit positif, la pleine conscience et des pratiques de gestion du stress peuvent compléter nos efforts pour nourrir notre corps de manière optimale.

Que vous cherchiez à améliorer votre alimentation, à intégrer plus d'activité physique dans votre vie quotidienne, à mieux gérer le stress ou à cultiver un état d'esprit plus positif, cette section vous fournira les outils et les connaissances nécessaires pour prendre des mesures positives vers une santé optimale, à la fois physique et mentale. En travaillant à harmoniser votre corps et votre esprit, vous pouvez créer les conditions pour une vie équilibrée, épanouissante et pleinement vécue. Préparez-vous à explorer les nombreuses façons de nourrir votre corps et votre esprit dans cette quête continue vers un bien-être total.

5.1 Habitudes Alimentaires Saines

L'alimentation joue un rôle crucial dans notre santé physique, émotionnelle et mentale. Dans cette partie, nous explorerons en détail les principes fondamentaux d'une alimentation saine et équilibrée, ainsi que des stratégies pratiques pour intégrer ces habitudes alimentaires bénéfiques dans notre vie quotidienne.

- Principes de Nutrition Équilibrée

Une alimentation équilibrée est essentielle pour fournir à notre corps les nutriments dont il a besoin pour fonctionner de manière optimale. Cela implique de consommer une variété d'aliments provenant de toutes les catégories alimentaires. Les fruits et légumes devraient constituer une grande partie de notre alimentation, fournissant une abondance de vitamines, de minéraux et de fibres. Les protéines maigres, telles que le poulet, le poisson et les légumineuses, sont essentielles pour la construction musculaire et le maintien de la satiété. Les grains entiers, tels que le quinoa, le riz brun et l'avoine, fournissent des glucides complexes qui offrent une énergie soutenue. Enfin, les graisses saines, telles que celles trouvées dans les avocats, les noix et les huiles végétales, sont importantes pour la santé cardiaque et le bon fonctionnement du cerveau.

- Pratiques d'Alimentation Consciente

L'alimentation consciente, ou manger en pleine conscience, consiste à être pleinement présent et attentif à nos sensations physiques, émotions et pensées pendant que nous mangeons. Cela nous permet de reconnaître nos signaux de faim et de satiété, de savourer chaque bouchée et de cultiver une relation plus consciente avec la nourriture. En pratiquant l'alimentation consciente, nous pouvons développer une plus grande conscience de nos habitudes alimentaires, ce qui peut nous aider à mieux contrôler nos portions, à réduire la tendance à manger émotionnellement et à favoriser une relation plus positive avec la nourriture.

- Incorporer des Aliments Super et Nutritifs

Les aliments super et nutritifs sont ceux qui sont riches en nutriments essentiels tels que les vitamines, les minéraux, les antioxydants et les acides gras oméga-3. Incorporer ces aliments dans notre alimentation quotidienne peut aider à renforcer notre système immunitaire, à soutenir la santé cardiaque et à améliorer notre énergie et notre bien-être général. Qu'il s'agisse de fruits et légumes colorés, de graines et de noix riches en nutriments, de poissons gras ou de légumineuses riches en protéines, l'ajout d'aliments super et nutritifs à notre alimentation peut avoir un impact significatif sur notre santé et notre vitalité.

En conclusion, adopter des habitudes alimentaires saines est essentiel pour notre bien-être global. En comprenant les principes de nutrition équilibrée, en pratiquant l'alimentation consciente et en incorporant des aliments super et nutritifs dans notre alimentation quotidienne, nous pouvons soutenir notre santé physique, émotionnelle et mentale de manière significative. Que cette section vous inspire à prendre des mesures positives vers une alimentation plus saine et plus nourrissante, vous permettant ainsi de vivre une vie vibrante et pleinement épanouie.

5.2 Le Mouvement comme Médicine

L'activité physique régulière est bien plus qu'une simple routine d'exercice; c'est une forme de médicine pour notre corps, notre esprit et notre âme. Dans cette section, nous explorerons en profondeur les nombreux bienfaits de l'exercice régulier, ainsi que des moyens pratiques de trouver la joie dans l'activité physique et d'intégrer le mouvement dans notre vie quotidienne.

- Bienfaits de l'Exercice Régulier

L'exercice régulier offre une multitude de bienfaits pour notre santé physique, mentale et émotionnelle. Sur le plan physique, il renforce notre système cardiovasculaire, augmente notre endurance et notre force musculaire, et améliore notre flexibilité et notre équilibre. De plus, l'exercice régulier est essentiel pour maintenir un poids santé, réduire le risque de maladies chroniques telles que les maladies cardiaques, le diabète et le cancer, et favoriser une longévité accrue.

Sur le plan mental et émotionnel, l'exercice libère des endorphines, des neurotransmetteurs qui améliorent notre humeur, réduisent le stress et l'anxiété, et favorisent une meilleure qualité de sommeil. En outre, l'exercice régulier peut augmenter la confiance en soi, favoriser un sentiment de réussite et de bien-être, et offrir une pause bienvenue dans notre vie quotidienne trépidante.

- Trouver la Joie dans l'Activité Physique

Pour beaucoup, l'idée de faire de l'exercice peut être associée à des sentiments de contrainte et d'obligation. Cependant, il est possible de transformer notre perspective sur l'exercice en une source de plaisir et de joie. Trouver une activité physique qui nous passionne et nous motive peut rendre l'exercice plus gratifiant et durable à long terme.

Que ce soit la danse, la randonnée, le vélo, le yoga ou le jardinage, il existe une multitude d'options pour rester actif et s'amuser en même temps. En explorant différentes activités et en trouvant ce qui nous inspire, nous pouvons cultiver une relation plus positive et enrichissante avec le mouvement. Lorsque nous trouvons du plaisir dans notre activité physique, il devient plus facile de maintenir une routine régulière et de soutenir notre bien-être global.

- Intégrer le Mouvement dans la Vie Quotidienne

En dehors des séances d'entraînement formelles, il est important d'intégrer le mouvement dans notre vie quotidienne autant que possible. Cela peut inclure des choix simples tels que prendre les escaliers au lieu de l'ascenseur, marcher ou faire du vélo pour se rendre au travail, faire une pause pour des étirements ou des exercices légers pendant la journée de travail, ou même faire des tâches ménagères ou de jardinage.

En incorporant des moments d'activité physique tout au long de la journée, nous pouvons maintenir notre énergie, stimuler notre créativité et améliorer notre bien-être général. En transformant nos routines quotidiennes en opportunités d'exercice, nous pouvons rendre le mouvement plus accessible et intégré à notre vie quotidienne.

En conclusion, le mouvement est une forme essentielle de médicine pour notre corps, notre esprit et notre âme. En comprenant les nombreux bienfaits de l'exercice régulier, en trouvant la joie dans l'activité physique et en intégrant le mouvement dans notre vie quotidienne, nous pouvons améliorer notre santé physique, mentale et émotionnelle de manière significative. Que cette section vous inspire à embrasser le mouvement comme une source de vitalité, de plaisir et de bien-être, vous permettant ainsi de vivre une vie plus active et épanouissante.

5.3 Pratiques de Sommeil Régénérateur

Le sommeil est un élément essentiel de notre santé et de notre bien-être. Dans cette section, nous explorerons en détail l'importance du sommeil de qualité, ainsi que des pratiques et des stratégies pour favoriser un sommeil régénérant qui nourrit notre corps et notre esprit.

- Importance du Sommeil de Qualité

Le sommeil de qualité est crucial pour notre santé physique, mentale et émotionnelle. Pendant le sommeil, notre corps se régénère, nos cellules se réparent et notre cerveau consolide les souvenirs et traite les émotions. Un sommeil adéquat est également essentiel pour maintenir un système immunitaire fort, réguler notre humeur et nos émotions, ainsi que pour favoriser la concentration et la performance cognitive. En négligeant notre sommeil, nous risquons de compromettre notre santé globale et notre bien-être.

- Créer un Environnement Propice au Sommeil

Pour favoriser un sommeil régénérant, il est important de créer un environnement propice au repos et à la détente. Cela peut inclure des éléments tels qu'une chambre sombre, fraîche et silencieuse, un matelas et des oreillers confortables, ainsi qu'une routine relaxante avant le coucher. Limiter l'exposition à la lumière bleue des écrans électroniques avant le coucher, favoriser des activités relaxantes comme la lecture ou la méditation, et éviter la caféine et les repas lourds avant de dormir peuvent également contribuer à un meilleur sommeil.

- Stratégies pour une Meilleure Hygiène du Sommeil

En plus de créer un environnement propice au sommeil, il est important d'adopter des stratégies et des pratiques pour améliorer notre hygiène du sommeil. Cela peut inclure l'établissement d'une routine de coucher régulière, avec des heures de coucher et de réveil cohérentes chaque jour, même le week-end. Il est également utile de pratiquer la relaxation avant le coucher, en utilisant des techniques telles que la respiration profonde, la méditation ou le yoga pour calmer l'esprit et le corps. Enfin, éviter les siestes prolongées pendant la journée et favoriser une activité physique régulière peuvent également aider à réguler notre horloge interne et à améliorer la qualité de notre sommeil nocturne.

En conclusion, le sommeil de qualité est essentiel pour notre santé et notre bien-être global. En comprenant l'importance du sommeil, en créant un environnement propice au repos et à la détente, et en adoptant des stratégies pour améliorer notre hygiène du sommeil, nous pouvons favoriser un sommeil régénérant qui soutient notre santé physique, mentale et émotionnelle. Que cette section vous inspire à prendre des mesures positives pour améliorer la qualité de votre sommeil, vous permettant ainsi de vous réveiller chaque jour revitalisé et prêt à affronter la journée.

5.4 La Connexion Corps-Esprit

La connexion entre notre corps et notre esprit est profonde et complexe, et elle joue un rôle crucial dans notre santé et notre bien-être global. Dans cette section, nous plongerons dans l'exploration de cette connexion, en examinant les pratiques pour améliorer l'harmonie corps-esprit et en discutant de l'intégration de la pleine conscience dans notre vie quotidienne.

- Exploration de la Connexion Corps-Esprit

La connexion entre notre corps et notre esprit est une interrelation dynamique qui influence tous les aspects de notre être. Notre état émotionnel peut affecter notre santé physique, tandis que notre santé physique peut également influencer notre bien-être mental et émotionnel. Par exemple, le stress émotionnel peut se manifester sous forme de tensions musculaires et de maux de tête, tandis qu'un manque de sommeil peut affecter notre humeur et notre capacité à faire face au stress. Comprendre et cultiver cette connexion peut nous aider à mieux gérer le stress, à améliorer notre santé globale et à favoriser un plus grand sentiment d'harmonie et de bien-être.

- Pratiques pour Améliorer l'Harmonie Corps-Esprit

Il existe de nombreuses pratiques qui peuvent aider à renforcer la connexion entre notre corps et notre esprit, favorisant ainsi un état de santé optimal. La méditation, le yoga, le tai-chi et la respiration profonde sont des exemples de pratiques qui peuvent calmer l'esprit, détendre le corps et favoriser un sentiment de bien-être. En intégrant régulièrement ces pratiques dans notre routine quotidienne, nous pouvons développer une plus grande conscience de notre corps, de nos pensées et de nos émotions, ce qui peut nous aider à mieux gérer le stress et à cultiver un état d'équilibre et de tranquillité intérieure.

- Intégrer la Pleine Conscience dans la Vie Quotidienne

La pleine conscience, ou être pleinement présent dans le moment présent sans jugement, est une pratique puissante pour cultiver la connexion corps-esprit. En intégrant la pleine conscience dans notre vie quotidienne, nous pouvons apprendre à être plus conscients de nos sensations physiques, de nos pensées et de nos émotions, ce qui peut nous aider à prendre des décisions plus éclairées et à mieux gérer le stress et les défis de la vie quotidienne. Des activités telles que manger en pleine conscience, marcher en pleine conscience et pratiquer des pauses de pleine conscience pendant la journée peuvent toutes nous aider à cultiver une plus grande présence et un plus grand sentiment de paix intérieure

En conclusion, la connexion entre notre corps et notre esprit est essentielle pour notre santé et notre bien-être global. En explorant cette connexion, en adoptant des pratiques pour améliorer l'harmonie corps-esprit et en intégrant la pleine conscience dans notre vie quotidienne, nous pouvons cultiver un état de santé et de bien-être optimal, favorisant ainsi une vie plus équilibrée, épanouissante et pleinement vécue. Que cette section vous inspire à explorer et à cultiver votre propre connexion corps-esprit, vous permettant ainsi de vivre avec plus de conscience, de vitalité et de joie.

Partie 6: Construire des Habitudes Saines

Dans cette section, nous aborderons la création et le maintien de habitudes saines qui soutiennent notre bien-être physique, mental et émotionnel. En explorant les principes de la formation d'habitudes et en identifiant des stratégies pratiques pour intégrer des comportements positifs dans notre vie quotidienne, nous visons à créer un cadre solide pour une vie équilibrée et épanouissante.

Le chemin vers une meilleure santé et un bien-être durable repose souvent sur la construction de habitudes saines. Ces habitudes, qu'elles soient liées à l'alimentation, à l'exercice, au sommeil, à la gestion du stress ou à d'autres aspects de notre vie, peuvent avoir un impact significatif sur notre qualité de vie globale. Cependant, développer des habitudes positives n'est pas toujours facile. Cela nécessite de la discipline, de la persévérance et une compréhension profonde de ce qui motive nos comportements.

Dans cette section, nous plongerons dans le processus de formation d'habitudes, en examinant les mécanismes sous-jacents qui influencent nos comportements et en identifiant des stratégies efficaces pour instaurer des habitudes saines dans notre vie quotidienne. Nous aborderons également l'importance de la régularité et de la cohérence dans la construction de habitudes durables, ainsi que des moyens de surmonter les obstacles et les revers qui peuvent survenir en cours de route.

Notre objectif est d'offrir aux lecteurs un cadre pratique et holistique pour construire des habitudes saines qui favorisent un bien-être optimal à long terme. En comprenant les principes fondamentaux de la formation d'habitudes et en mettant en œuvre des stratégies concrètes, nous pouvons progressivement transformer notre mode de vie et créer un écosystème de habitudes qui nous soutiennent dans notre quête de santé, de bonheur et de succès. Que cette section serve de guide inspirant pour ceux qui cherchent à construire une vie plus équilibrée, épanouissante et pleinement vécue.

6.1 Établir des Objectifs SMART

La mise en place d'objectifs est une étape cruciale dans la création de habitudes saines et durables. Les objectifs SMART fournissent un cadre efficace pour définir des objectifs clairs et réalisables. Dans cette section, nous explorerons en détail la signification des objectifs SMART, ainsi que des stratégies pour établir des objectifs réalistes et atteignables, et pour suivre les progrès afin de célébrer les réussites.

- Compréhension de la Définition des Objectifs SMART

Les objectifs SMART sont définis comme spécifiques, mesurables, atteignables, pertinents et temporels. Cela signifie que les objectifs doivent être clairement définis, quantifiables, réalisables, alignés avec nos valeurs et nos priorités, et dotés d'une échéance claire. Par exemple, plutôt que de se fixer pour objectif vague de "manger plus sainement", un objectif SMART serait "manger au moins cinq portions de fruits et légumes par jour pendant les trois prochaines semaines".

- Établir des Objectifs Réalistes et Atteignables

L'établissement d'objectifs réalistes et atteignables est essentiel pour maintenir notre motivation et notre engagement. Trop souvent, nous nous fixons des objectifs trop ambitieux qui peuvent rapidement devenir décourageants. En identifiant des objectifs qui sont alignés avec nos capacités actuelles et nos ressources disponibles, nous augmentons nos chances de succès. De plus, il est utile de décomposer les objectifs en étapes plus petites et plus gérables, ce qui rend le processus global plus réalisable et moins intimidant.

- Suivre les Progrès et Célébrer les Réussites

Le suivi des progrès et la célébration des réussites sont des aspects essentiels de la réalisation de nos objectifs. En gardant une trace de nos actions et de nos résultats, nous pouvons identifier ce qui fonctionne bien et ce qui peut nécessiter des ajustements. De plus, la reconnaissance de nos succès, même les plus petits, renforce notre motivation et notre engagement envers nos objectifs. Célébrer nos réalisations, que ce soit en se récompensant avec quelque chose d'agréable ou en partageant nos succès avec d'autres, nous donne l'élan nécessaire pour continuer à avancer vers nos aspirations.

En conclusion, l'établissement d'objectifs SMART est un élément clé de la création de habitudes saines et durables. En comprenant la signification des objectifs SMART, en établissant des objectifs réalistes et atteignables, et en suivant les progrès pour célébrer les réussites, nous pouvons transformer nos aspirations en réalisations concrètes. Que cette section vous inspire à définir des objectifs significatifs et à les poursuivre avec détermination, vous rapprochant ainsi de votre vision d'une vie épanouissante et pleinement vécue.

6.2 Formation des Habitudes

La formation de habitudes est un élément clé de la création d'un mode de vie sain et équilibré. Dans cette section, nous plongerons dans la science derrière la formation des habitudes, en explorant les mécanismes cérébraux et comportementaux qui sous-tendent ce processus. Nous examinerons également des stratégies pratiques pour développer des habitudes durables et comment surmonter les défis courants qui peuvent se présenter lors de la formation de nouvelles habitudes.

- La Science de la Formation des Habitudes

La formation de habitudes est un phénomène fascinant qui trouve ses racines dans la neurobiologie. Lorsque nous répétons un comportement de manière régulière, notre cerveau renforce les connexions neuronales associées à ce comportement, rendant ainsi cette action de plus en plus automatique. Ces processus neurologiques, tels que la plasticité synaptique et la récompense dopaminergique, jouent un rôle crucial dans la création et le renforcement de habitudes.

- Stratégies pour Développer des Habitudes Durables

Le développement de habitudes durables nécessite une approche systématique et délibérée. Tout d'abord, il est essentiel de choisir des objectifs spécifiques et réalisables, en se concentrant sur des comportements qui sont alignés avec nos valeurs et nos aspirations. Ensuite, il est utile d'identifier des déclencheurs ou des rappels pour ces comportements, facilitant ainsi leur intégration dans notre quotidien. Enfin, la répétition régulière et la persévérance sont essentielles pour consolider ces habitudes dans notre vie quotidienne.

- Surmonter les Défis Courants dans la Formation des Habitudes

La formation de habitudes peut être confrontée à une série de défis, allant du manque de motivation à la résistance au changement. Pour surmonter ces obstacles, il est important de cultiver une attitude de bienveillance envers soi-même et d'adopter une approche flexible et adaptative. Apprendre à reconnaître et à gérer les obstacles potentiels, ainsi qu'à ajuster nos stratégies en conséquence, peut nous aider à maintenir notre engagement et à persévérer dans la formation de nouvelles habitudes.

En conclusion, la formation de habitudes est un processus complexe mais potentiellement transformateur. En comprenant les mécanismes sous-jacents de la formation des habitudes, en adoptant des stratégies pratiques pour développer des habitudes durables, et en surmontant les défis courants qui peuvent se présenter en cours de route, nous pouvons progressivement transformer nos comportements et améliorer notre qualité de vie. Que cette section vous inspire à embrasser le pouvoir des habitudes et à les utiliser comme un outil pour réaliser vos objectifs de bien-être et d'épanouissement personnel.

6.3 Stratégies d'Auto-Soins

Prendre soin de soi va bien au-delà d'une simple routine de bien-être. C'est un engagement profond envers notre propre santé et notre épanouissement personnel. Dans cette section, nous plongerons dans les aspects les plus profonds des stratégies d'auto-soins, en explorant comment prioriser notre bien-être, créer des rituels d'auto-soins significatifs et les intégrer de manière authentique dans notre vie quotidienne.

- Prioriser l'Auto-Soins

Prioriser l'auto-soins est un acte radical d'amour de soi. Cela implique de reconnaître nos besoins et de leur accorder une place centrale dans nos vies, même lorsque le monde extérieur exerce des pressions contraires. C'est dire oui à notre bien-être, même lorsque cela semble difficile. Cela peut signifier se retirer pour recharger nos batteries lorsque nous sommes épuisés, dire non à des engagements qui ne nous servent pas, ou prendre le temps de se ressourcer même lorsque le monde semble tourner à cent à l'heure. En priorisant l'auto-soins, nous nous donnons la permission de prendre soin de nous-mêmes de manière holistique et aimante.

- Créer une Routine Personnalisée d'Auto-Soins

La création d'une routine d'auto-soins personnalisée est un voyage d'exploration de soi-même. C'est une invitation à découvrir ce qui nous nourrit réellement, que ce soit physiquement, émotionnellement, mentalement ou spirituellement. Cela peut impliquer d'expérimenter une variété de pratiques, de la méditation à l'art en passant par le mouvement, et d'observer attentivement comment chaque pratique résonne avec notre être le plus profond. En prenant le temps de nous connecter avec nous-mêmes et d'explorer ce qui nous apporte de la joie et de l'épanouissement, nous pouvons créer une routine d'auto-soins authentique et durable qui enrichit chaque aspect de notre vie.

- Incorporer l'Auto-Soins dans la Vie Quotidienne

L'auto-soins n'est pas quelque chose que nous faisons de temps en temps, mais plutôt une pratique régulière et intégrée dans chaque journée. Cela signifie trouver des moyens de nous nourrir et de prendre soin de nous-mêmes à chaque instant, même lorsque les défis de la vie semblent insurmontables. Cela peut être aussi simple que de prendre quelques instants pour respirer profondément et se recentrer, de savourer chaque bouchée de notre repas, ou de se retirer dans un espace tranquille pour un moment de méditation ou de réflexion. En intégrant ces petites pratiques d'auto-soins dans notre routine quotidienne, nous renforçons notre bien-être à chaque pas.

En conclusion, les stratégies d'auto-soins sont un puissant moyen de cultiver notre bien-être physique, mental et émotionnel. En priorisant l'auto-soins, en créant une routine personnalisée et en l'incorporant de manière authentique dans notre vie quotidienne, nous pouvons nourrir notre âme et vivre pleinement chaque instant. Que cette section vous inspire à vous accorder le même amour et la même attention que vous offrez généreusement aux autres, vous permettant ainsi de rayonner de tout votre être.

6.4 Maintenir l'Équilibre et les Limites

- Établir des Limites pour le Bien-être

Établir des limites pour notre bien-être est une démarche profonde et essentielle dans la construction d'une vie équilibrée et épanouissante. Cela va au-delà d'une simple protection de notre temps et de notre énergie; c'est une affirmation de notre valeur et de nos besoins. En établissant des limites claires, nous nous permettons de définir nos propres frontières, de dire oui à ce qui nous nourrit et de dire non à ce qui nous épuise. C'est un acte de respect envers nous-mêmes et envers les autres, nous offrant la liberté de vivre selon nos propres termes et de cultiver un environnement propice à notre épanouissement.

- Équilibrer les Responsabilités et l'Auto-Soins

Trouver l'équilibre entre nos responsabilités envers les autres et notre propre bien-être est un défi constant dans nos vies trépidantes. Cependant, il est essentiel de reconnaître que prendre soin de nous-mêmes n'est pas un luxe, mais une nécessité pour être en mesure d'être pleinement présents et efficaces dans nos rôles et nos relations. Cela implique de faire des choix conscients quant à la manière dont nous utilisons notre temps et notre énergie, en accordant la priorité à nos propres besoins sans pour autant négliger nos engagements envers les autres. En trouvant un équilibre dynamique entre donner et recevoir, nous créons les conditions pour un bien-être durable et une vie riche de sens.

- Dire Non avec Confiance et Grâce

Apprendre à dire non est un art délicat mais nécessaire pour préserver notre bien-être et notre équilibre. Cela implique de reconnaître nos propres limites et de les exprimer avec confiance et grâce, même lorsque cela peut être difficile ou inconfortable. Dire non ne signifie pas rejeter les autres; c'est une affirmation de nos propres besoins et priorités. Cela peut nécessiter du courage et de la persévérance, surtout lorsque nous sommes confrontés à des attentes ou des demandes déraisonnables. En affirmant nos limites de manière respectueuse mais ferme, nous nous offrons la liberté de vivre une vie alignée avec nos valeurs et nos aspirations les plus profondes.

Partie 7: Prospérer dans le Monde d'Aujourd'hui

Dans l'ultime segment de notre voyage vers le bien-être et l'épanouissement, nous plongeons dans les profondeurs du monde d'aujourd'hui, un monde empreint de complexité, de rapidité et de défis inévitables. Dans cette partie, nous explorons non seulement la survie, mais aussi la prospérité au sein de ce paysage changeant et exigeant. C'est un appel à transcender les limitations et à embrasser pleinement les opportunités et les défis qui se présentent à nous.

Dans ce monde en perpétuelle évolution, la prospérité ne se résume pas seulement à la réussite matérielle ou à l'absence de difficultés. C'est un état d'être qui englobe la résilience face à l'adversité, la satisfaction dans nos relations, le sentiment de contribution significative et la recherche constante de sens et d'équilibre dans toutes les facettes de notre vie.

Nous plongerons dans les profondeurs de la résilience, cette capacité à rebondir face aux épreuves et à en ressortir plus fort. Nous explorerons les voies vers la recherche de sens, l'art de transformer les défis en opportunités et la façon de maintenir une stabilité émotionnelle et mentale dans un monde en perpétuel mouvement.

De même, nous examinerons la manière dont nous pouvons naviguer dans nos relations, nourrir des liens authentiques et construire un réseau de soutien solide dans un monde où la connexion est à la fois facilitée et fragmentée par la technologie.

Enfin, nous plongerons dans le monde du travail et de la réalisation personnelle, explorant comment cultiver une carrière qui résonne avec nos valeurs les plus profondes et comment intégrer le bien-être dans notre vie professionnelle et personnelle.

Dans cette partie, nous nous aventurons dans les profondeurs de l'existence humaine dans le monde moderne, découvrant les clés de la prospérité véritable et durable. Puissent ces explorations nous guider vers une vie riche de sens, de connexion et de réalisation, où chaque défi est une opportunité et chaque instant est vécu avec intention et plénitude.

7.1 Favoriser la Connexion dans une Ère Numérique

Dans un monde où la technologie façonne de plus en plus nos interactions sociales, il est crucial de comprendre comment naviguer sur les médias sociaux et la technologie tout en préservant la véritable essence de la connexion humaine. Dans cette section, nous plongerons dans les nuances de la connexion dans une ère numérique, en explorant les défis et les opportunités qu'elle présente, ainsi que les moyens de cultiver des relations significatives tant en ligne qu'hors ligne.

- Naviguer sur les Médias Sociaux et la Technologie

Les médias sociaux et la technologie ont transformé la manière dont nous interagissons et communiquons les uns avec les autres. Bien qu'ils offrent des moyens sans précédent de rester en contact et de partager nos expériences, ils peuvent également entraîner des effets néfastes sur notre bien-être mental et émotionnel. Dans cette sous-section, nous explorerons les différentes façons dont nous pouvons utiliser les médias sociaux et la technologie de manière consciente et réfléchie. Nous discuterons des stratégies pour gérer notre temps en ligne, filtrer les informations, et maintenir des limites saines pour préserver notre santé mentale et émotionnelle.

- Cultiver des Relations Significatives Hors Ligne

Bien que la technologie puisse faciliter la connexion, il est essentiel de ne pas négliger l'importance des interactions en personne. Les relations hors ligne offrent une profondeur et une richesse que les interactions virtuelles ne peuvent souvent pas égaler. Dans cette sous-section, nous explorerons les moyens de cultiver des relations significatives hors ligne, en mettant l'accent sur la qualité des interactions plutôt que sur la quantité. Nous discuterons des activités et des espaces qui favorisent les rencontres authentiques et les échanges sincères, ainsi que des moyens de renforcer les liens familiaux et amicaux en dehors du monde numérique.

- Trouver l'Équilibre dans un Monde Hyperconnect

Vivre dans un monde hyperconnecté peut être épuisant et accablant si nous ne parvenons pas à trouver un équilibre entre notre présence en ligne et hors ligne.

Dans cette sous-section, nous explorerons des stratégies pratiques pour gérer notre utilisation de la technologie de manière équilibrée et consciente. Nous discuterons des pratiques de déconnexion volontaire, telles que le temps d'écran limité et les pauses numériques, ainsi que des moyens de cultiver la présence et la pleine conscience dans notre vie quotidienne malgré les distractions constantes de la technologie.

Ensemble, explorons les moyens de favoriser des connexions authentiques et épanouissantes dans cette ère numérique en évolution constante, où les possibilités de connexion sont infinies mais où la qualité de nos relations reste primordiale.

7.2 Cultiver la Gratitude et la Joie

La gratitude et la joie, véritables joyaux de l'existence humaine, sont des émotions qui transcendent les circonstances extérieures et nourrissent l'âme lorsqu'elles sont cultivées avec intention et persévérance. Plongeons plus profondément dans ces aspects essentiels du bien-être émotionnel et mental, explorant les pratiques et les attitudes qui nous permettent de les intégrer pleinement dans notre vie quotidienne.

- Pratiquer la Gratitude au Quotidien

La gratitude n'est pas simplement un acte de reconnaissance ponctuel, mais une manière de vivre et d'être dans le monde. Dans cette sous-section, plongeons dans la pratique de la gratitude au quotidien, en explorant une variété de méthodes pour cultiver cette précieuse émotion. Des journaux de gratitude à la contemplation silencieuse, en passant par l'expression sincère de reconnaissance envers les autres, découvrons les multiples façons dont nous pouvons ouvrir nos cœurs à la richesse de la vie qui nous entoure. En embrassant cette pratique régulière, nous éveillons une profonde gratitude pour les nombreuses bénédictions, grandes et petites, qui enrichissent notre existence.

- Trouver la Joie dans les Plaisirs Simples

La joie authentique réside souvent dans les moments simples et ordinaires de la vie, accessibles à tous ceux qui choisissent d'être pleinement présents et ouverts à l'expérience du moment présent. Dans cette sous-section, explorons la capacité à trouver la joie dans les petits plaisirs de la vie quotidienne. Qu'il s'agisse de contempler un lever de soleil éclatant, de savourer la chaleur d'une tasse de thé parfumé ou de partager un éclat de rire avec un être cher, apprenons à reconnaître et à apprécier ces instants fugaces de bonheur. En développant notre capacité à être présents et reconnaissants pour ces cadeaux simples mais précieux, nous cultivons une source inépuisable de joie et de contentement qui enrichit profondément notre existence.

- Cultiver une Attitude d'Appréciation

Une attitude d'appréciation nous permet de voir la vie à travers les lentilles de la gratitude, même lorsque les nuages de l'adversité assombrissent temporairement notre horizon. Dans cette sous-section, explorons les moyens de cultiver cette attitude résiliente et reconnaissante face aux défis de la vie. En choisissant de porter notre attention sur ce qui est bon et positif, même au milieu des épreuves, nous développons une perspective optimiste et une résilience émotionnelle qui nous aident à naviguer avec grâce à travers les hauts et les bas de l'existence. En embrassant cette attitude d'appréciation, nous découvrons une profonde source de force intérieure et de paix qui illumine notre chemin et nous guide vers une vie plus épanouie et satisfaisante.

Ensemble, engageons-nous à cultiver la gratitude et la joie dans notre vie quotidienne, créant ainsi un état d'esprit et un mode de vie qui nous nourrissent et nous inspirent à chaque instant.

7.3 Adopter l'Apprentissage Tout au Long de la Vie

- Adopter l'Apprentissage Tout au Long de la Vie

L'apprentissage tout au long de la vie transcende les frontières de l'éducation formelle pour devenir un mode de vie, une philosophie qui nourrit notre développement personnel et professionnel à chaque étape de notre parcours. Dans cette section, nous plongerons dans l'essence même de cette mentalité d'apprentissage perpétuel, explorant son importance vitale et les multiples façons dont elle enrichit notre existence.

- L'Importance de la Croissance Personnelle et Professionnelle Continue

La croissance personnelle et professionnelle continue est le pilier sur lequel repose notre capacité à évoluer et à prospérer dans un monde en perpétuel changement. Cette sous-section nous invite à explorer les profondeurs de cette notion, en mettant en lumière les avantages tangibles et intangibles qu'elle offre. De l'élargissement de nos compétences et de nos connaissances à l'enrichissement de notre perspective et de notre compréhension du monde, l'apprentissage tout au long de la vie est un investissement précieux qui porte ses fruits dans tous les aspects de notre vie.

- Cultiver une Mentalité d'Apprentissage et d'Exploration

Cultiver une mentalité d'apprentissage et d'exploration est bien plus qu'une simple acquisition de connaissances ; c'est un état d'esprit, une manière de vivre et d'interagir avec le monde qui nous entoure. Dans cette sous-section, nous plongerons dans les profondeurs de cette mentalité, explorant les attitudes et les comportements qui la sous-tendent. De la curiosité insatiable à la volonté de prendre des risques et de sortir de notre zone de confort, nous découvrirons les éléments clés qui alimentent cette quête perpétuelle de connaissance et de croissance.

- Les Nombreuses Facettes de l'Apprentissage

L'apprentissage tout au long de la vie se manifeste sous une multitude de formes et de disciplines, chacune offrant des opportunités uniques d'exploration et de développement. Cette sous-section nous invite à explorer cette diversité, en mettant en lumière les différentes avenues par lesquelles nous pouvons poursuivre notre quête de savoir. De l'éducation formelle à l'apprentissage informel, des expériences de voyage aux interactions interculturelles, nous découvrirons les innombrables façons dont l'apprentissage peut enrichir notre vie et élargir notre perspective.

Ensemble, engageons-nous à embrasser l'apprentissage tout au long de la vie comme un compagnon fidèle sur notre chemin, nous guidant vers de nouvelles découvertes, de nouvelles perspectives et de nouvelles possibilités d'épanouissement personnel et professionnel.

Conclusion

À la fin de ce voyage à travers "Bien-être en Temps de Stress: Trouver l'Équilibre dans un Monde Agité", nous sommes appelés à réfléchir sur les enseignements et les découvertes qui ont enrichi notre parcours vers le bien-être dans un monde souvent chaotique et stressant. Ce livre a été notre guide, notre compagnon de route alors que nous naviguions à travers les eaux agitées du stress moderne.

Nous avons plongé au cœur du stress contemporain, explorant ses multiples facettes et ses impacts sur notre santé mentale, émotionnelle et physique. Nous avons découvert les bases d'une vie saine, comprenant une alimentation équilibrée, une activité physique régulière et un sommeil réparateur. Nous avons également exploré les différentes stratégies pour gérer le stress, que ce soit par la relaxation, la méditation, ou la gestion efficace du temps.

Dans notre exploration, nous avons été invités à remettre en question certains mythes sur le stress, à démystifier ses effets néfastes tout en reconnaissant également ses aspects positifs. Nous avons examiné le rôle de la société dans la création et la gestion du stress, en identifiant les pressions culturelles et sociales qui contribuent à notre malaise.

En avançant dans ce livre, nous avons été guidés vers une meilleure compréhension de nous-mêmes, apprenant à reconnaître les signes de stress, évaluer notre niveau de stress et identifier les déclencheurs qui nous poussent souvent vers l'agitation. Nous avons également été encouragés à cultiver des relations saines, à développer notre intelligence émotionnelle et à embrasser l'importance de l'auto-soin dans notre vie quotidienne.

Alors que nous atteignons cette conclusion, nous sommes appelés à intégrer ces enseignements dans notre vie quotidienne, à poursuivre notre quête d'équilibre et de bien-être, même lorsque les défis semblent insurmontables. Puissions-nous nous souvenir que le bien-être est un voyage continu, une pratique quotidienne qui demande du dévouement, de la persévérance et de la compassion envers nous-mêmes et les autres.

En fermant ce livre, nous sommes invités à continuer notre chemin avec courage et détermination, sachant que nous avons les outils nécessaires pour naviguer à travers les tempêtes de la vie et trouver la paix et la sérénité dans notre cœur. Que ce livre soit une source d'inspiration et de soutien dans nos moments de doute et d'incertitude, nous rappelant toujours que le bien-être est à notre portée, même dans les moments les plus sombres.